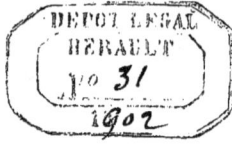

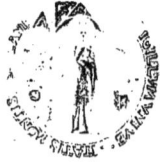

DOCTEUR CALAS

ANCIEN EXTERNE DES HOPITAUX (1898-1900)
ANCIEN AIDE DE CLINIQUE
A LA FACULTÉ DE MÉDECINE DE MONTPELLIER
(1900-1901)

Contribution à l'Étude

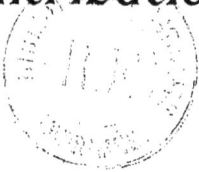

des

Syphilis d'emblée

MONTPELLIER
G. FIRMIN, MONTANE ET SICARDI

CONTRIBUTION A L'ÉTUDE

DES

SYPHILIS D'EMBLÉE

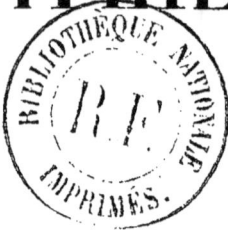

PAR

A.-G.-F. CALAS

DOCTEUR EN MÉDECINE

ANCIEN EXTERNE DES HÔPITAUX (1898-1900)
ANCIEN AIDE DE CLINIQUE A LA FACULTÉ DE MÉDECINE DE MONTPELLIER (1900-1901)

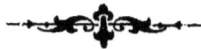

MONTPELLIER

IMPRIMERIE Gustave FIRMIN, MONTANE et SICARDI
Rue Ferdinand-Fabre et quai du Verdanson
—
1902

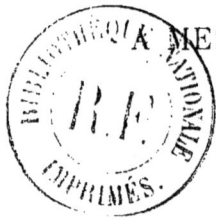

A MES PARENTS

Faible témoignage de mon affection
et de ma reconnaissance !

MEIS ET AMICIS

A.-G.-F. CALAS.

AVANT-PROPOS

Avant de quitter la Faculté de médecine de Montpellier, il nous est agréable de rendre un public hommage à la science et aux belles qualités d'enseignement de nos Maîtres, et de les remercier pour le profit personnel que nous en avons retiré. C'est un désir et un devoir à la fois, dont nous nous acquittons de grand cœur.

Avant tout, nous remercions M. Emile Isard, secrétaire de l'Université, qui a bien voulu, à notre arrivée à Montpellier, guider nos premiers pas, et nous a donné, durant notre séjour ici, des marques de son incessante amitié ! Il sait combien nous lui sommes attaché et vivement reconnaissant.

Nous étions au début de notre carrière d'étudiant, absolument novice aux choses de la clinique, quand nous avons été appelé à devenir externe dans le service de chirurgie de M. le professeur Tédenat. Tous ceux qui ont été comme nous son aide connaissent la verte réprimande du Maître, vite suivie sans doute de la bonne parole qui va au cœur ou du bon mot qui égaye. Mais ils connaissent par-dessus tout la sûreté de sa main, la certitude de son diagnostic, et la concision savante et profonde de ses leçons, ou mieux de ses entretiens cliniques, forts comme la vérité. C'est de ce Maître honoré que nous avons appris ce que nous savons de la chirurgie, et nous sommes impuissants aujourd'hui à lui exprimer notre reconnaissance ainsi que nos remercîments les plus vifs pour le grand honneur qu'il nous fait de présider notre thèse.

Que tous les juges de notre thèse reçoivent aussi nos remercîments !

M. le docteur Ardin-Delteil, chef de clinique à la Faculté de médecine, nous a appris, dans ses conférences préparatoires à l'internat, les premières notions de médecine, et nous n'oublierons pas son humble dévouement, la clarté de sa parole et la justesse de son enseignement, auquel nous avons trouvé peu à ajouter depuis. Qu'il accepte l'expression de nos remercîments les plus sincères !

M. Morer, médecin-principal des salles militaires à l'hôpital Suburbain, et M. Estor, professeur de la clinique chirurgicale des enfants, dont nous avons été quelque temps l'interne, nous ont donné, pendant notre passage dans leur service, des marques de bienveillance qu'ils n'ont cessé de nous témoigner depuis et dont nous leur sommes vivement reconnaissant.

Il est un Maître, à qui chacun, à la fin de ses études,

doit sa part de gratitude, parce qu'il n'est pas l'instruc-
teur recherché de quelques-uns, mais de tous, également
estimé et aimé de la masse des élèves, c'est M. le professeur agrégé Rauzier. Nous aurons, comme tous, toujours
présentes à la mémoire ses admirables consultations de
l'Hôpital-Général, source précieuse d'enseignement pratique, de clarté et de précision médicales, où l'esprit aime
venir se tremper et se récréer. Personnellement, nous lui
sommes redevable de toutes les marques de sympathie
dont il a bien voulu nous honorer, et nous lui offrons, à
ce double point de vue, l'expression de notre sincère
reconnaissance !

Nous ne saurions enfin oublier M. le professeur agrégé
Brousse, dont nous avons été l'aide de clinique pendant
notre dernière année d'études. Les mots nous manquent
pour exprimer l'étendue de notre gratitude envers ce
Maître affable, qui nous a si longtemps témoigné tant de
bienveillance, tant d'amitié presque. Nous avons senti le
prix de ses témoignages réitérés de sympathie, venus d'un
cœur haut et bon. comme nous avons profité de son
enseignement simple et sûr. C'est lui qui nous a conseillé
le sujet de notre thèse, et a bien voulu, avec sa compétence spéciale, nous en indiquer les grandes lignes. Pour
toutes ces marques de bonté qu'il a bien voulu nous
prodiguer, que M. le professeur agrégé Brousse veuille
bien recevoir ici le faible mais sincère hommage de
notre humble mais profonde reconnaissance !

VIII

Nous devons, en terminant, des remercîments à M. le docteur Lécullier, de la Faculté de Paris, auteur d'un travail analogue au nôtre, et qui nous a très aimablement autorisé à nous inspirer de ses développements, où la profondeur de l'observation n'a d'égale que la clarté du style !

———————

CONTRIBUTION A L'ÉTUDE

DES

SYPHILIS D'EMBLÉE

INTRODUCTION

Nous n'entreprenons pas un tel travail sans une certaine crainte et sans un certain sentiment d'insuffisance personnelle vis-à-vis d'un sujet aussi controversé, d'une idée à peine admise par quelques-uns depuis peu de temps, aujourd'hui encore discutée et rejetée par d'autres et non des moins éminents.

C'est que la question touche aux racines mêmes, à la nature et à la pathogénie de la syphilis, autant de points sur lesquels nous serons certainement un jour édifiés, mais qui sont encore aujourd'hui fort obscurs. « Ce que nous connaissons le moins dans la syphilis, a dit quelque part Mauriac, dans ses leçons, c'est son commencement.» Et, en effet, si l'on a pu établir les divers stades de la maladie, la pathogénie de son début nous échappe en partie. Comment se fait la contamination ? Est-ce toujours de la même manière ? Qu'est-ce qui règle l'incubation primitive, au bout de laquelle apparaît le chancre ? Qu'est-ce qui

règle l'apparition du chancre ? Ce chancre lui-même est-
il toujours présent ?

Cliniquement toutefois, M. le professeur Fournier a pu
comparer les étapes de l'affection à une sorte de drame
qui déroule ses scènes successives, ses actes et ses
entr'actes, suivant des points arrêtés, réglés, toujours
semblables d'un sujet à un autre ; et cela comme il suit :

« Premier acte : Contamination. Le virus pénètre *par
un procédé quelconque* dans l'organisme.

Premier entr'acte : Repos apparent de l'organisme, incubation. Rien d'appréciable ne traduit encore l'infection.

Second acte : *Production au point où a pénétré le
virus* en ce point même et non ailleurs, *d'une lésion dite
primitive*, laquelle constitue à ce moment l'expression
unique de la maladie. C'est là l'acte du *chancre*, qu'on me
passe l'expression.»

Voilà donc autant de lois formulées avec précision, à
l'exception toutefois d'une, la première, concernant la contamination : « Le virus pénètre par un procédé quelconque ». Quel est donc ce procédé ? Est-il toujours le
même, invariable pour tous les cas ? Et s'il est variable,
suivant que ce procédé de contamination ou de pénétration du virus dans l'organisme se caractérisera de telle ou
telle manière, est-ce que les lois d'évolution consécutive
ne pourront pas s'en trouver modifiées, la loi suivante par
exemple formulée d'une façon non moins précise : « Production au point où a pénétré le virus, d'une lésion dite
primitive, le chancre.» Mais le virus ne peut-il pas s'introduire en tel point où le chancre ne pourra ou ne devra se
produire ?

Au point de vue de l'observation journalière, cette
question n'avait pas échappé à M. le professeur Fournier

et nous ne saurions mieux faire à ce sujet que de le citer
lui-même :

« Il faut convenir qu'en pratique, dit-il, nombre de cas,
tout spécialement chez la femme, semblent déroger à ces
lois. Maintes fois, en effet, il arrive de rencontrer des malades qui, venant consulter pour tel ou tel accident d'ordre
secondaire (par exemple une roséole ou des plaques muqueuses), affirment absolument qu'avant ces manifestations ils n'en ont présenté aucune autre, qu'ils « n'ont
eu rien d'autre », notamment rien qui ressemble à un
chancre. De sorte, qu'à les croire sur parole, la syphilis
aurait débuté chez eux par des manifestations d'ordre
général, sans accident local de contagion. Je ne crains pas
de le répéter, ces prétendues syphilis sans chancre
s'offrent assez fréquemment à l'observation. On a cité de
nombreux exemples, et M. Verchère a rappelé récemment
encore l'attention sur elles. On leur a même donné un
nom spécial, celui de « syphilis d'emblée ».

Or, que penser de ces syphilis d'emblée ?

Après avoir, d'une part, indiqué les raisons qui font
passer le chancre inaperçu du malade et du médecin dans
quelques cas, raisons sur lesquelles nous reviendrons
plus loin, M. le professeur Fournier ajoute avec cette
force d'expression qu'on lui connaît :

« D'autre part, il n'est pas moins authentique qu'en
certains cas où les malades se présentent avec les symptômes d'une infection secondaire manifestement jeune, par
conséquent à une époque où l'on devrait trouver le chancre
ou les vestiges du chancre, on ne trouve rien cependant
qui rappelle un chancre. Vainement, dans les cas de cet
ordre, interroge-t-on les antécédents, qui restent négatifs
sur l'existence d'une lésion locale ayant préludé aux
symptômes généraux ; vainement recherche-t-on une

cicatrice ; vainement encore explore-t-on le système ganglionnaire pour découvrir une adénopathie qui mette sur
la piste du chancre ; on ne trouve rien, *rien* en tant que
reliquat, vestige, témoignage d'un accident primitif. Des
cas de cet ordre ont été signalés maintes fois, et je
déclare, pour ma part, en avoir constaté plusieurs d'une
façon bien positive.

Qu'est-ce donc à dire? Un dilemne s'impose en l'espèce:
ou bien il faut convenir que la syphilis n'a pas eu d'accident primitif de contagion, qu'elle n'a pas eu de chancre,
et qu'elle a débuté d'emblée par des manifestations géné-
rales ; ou bien il faut admettre que le chancre dont on ne
retrouve pas trace n'en a pas moins existé, qu'il a existé
quand même, alors qu'en dépit de l'examen le plus atten-
tif et le plus complet on n'en trouve pas vestige. »

Telle est la question nettement posée :

D'une part, quelles raisons font méconnaître le chancre?
D'autre part, y a t-il donc impossibilité à ce que la syphilis, en certaines conditions que nous devrons préciser,
procède à son début d'une façon différente de celle qui lui
est habituelle?

Nombre d'auteurs depuis le XVIᵉ siècle ont fait allusion
à cette question ; nous le montrerons dans un premier
chapitre de notre travail, « l'*Historique.* »

En outre, les auteurs de ces dernières années ont
publié ou observé des faits d'une rigueur scientifique
suffisante pour que nous les rapportions, jusqu'au jour où
M. Jullien publie une double observation bien connue et
qui nous semble présenter la question sous un jour nouveau. Ces cas de syphilis contractées dans les divers
actes de la vie normale, nous les décrirons dans un
second chapitre, en essayant de les expliquer pathogéni-

quement et d'exposer leur pronostic, sous le nom de
«*syphilis d'emblée acquise.*»

En second lieu, si cette syphilis sans accident primitif
est l'exception dont nous devrons discuter la certitude,
tant qu'on ne considère que la vérole normale de l'adulte,
est-ce qu'elle n'est pas habituelle dans la syphilis héréditaire et dans la syphilis conceptionnelle ? Nous aurons
moins en vue, à propos de ces dernières, d'apporter dans
un troisième chapitre la preuve d'absence de chancre,
sur laquelle tout le monde est d'accord, que de tirer de
leur pathogénie spéciale des déductions qui nous servi-
ront à étayer et corroborer nos vues sur les syphilis
d'emblée acquises. Nous les étudierons sous le nom de
«*syphilis héréditaire et conceptionnelle.*»

Nous voudrions, en dernier lieu, examiner si l'expérimentation elle-même dont on s'est servi pour nier l'existence des syphilis d'emblée apporte bien contre elle « son
témoignage irrécusable », et a dit en la matière son
dernier mot. Pratiquée dans certaines conditions et à la
lumière de faits récents, il nous semble bien que non.
Nous exposerons dans un dernier chapitre ce que nous
pensons de « *la syphilis d'emblée et l'expérimentation.* »

HISTORIQUE

L'historique de la syphilis sans chancre à travers les siècles se rattache de très près à l'histoire des maladies vénériennes en général et à celle de la syphilis en particulier. La distinction classique que nous établissons aujourd'hui entre ces diverses infections, la syphilis, la chancrelle et la blennorhagie, ne règne que depuis le siècle dernier et il a fallu bien des efforts et bien des années pour l'asseoir définitivement. A peine entrevue par quelques médecins lors de l'épidémie de syphilis qui sévit en Europe à la fin du XV° siècle, cette notion s'efface complètement pendant près de trois siècles. La plupart des observateurs ne firent des diverses maladies vénériennes qu'un seul tout, « le mal vénérien », qui avait sa source dans un même virus, et qui dès lors était « un » dans son essence, malgré les diverses manifestations qu'il présentait. On annexa d'abord à la syphilis le chancre simple et le bubon chancreux, puis la blennorhagie, que l'on englobait tous les trois dans une grande diathèse, le mal dit « français ». Mais peu à peu le jour se fit sur toutes ces questions, « Benjamin Bell, Hernandez, et plus tard un de nos maîtres les plus éminents, Ricord, pour ne citer que les principaux, prouvèrent d'une façon irréfutable que la blennorhagie, le chancre simple et le virus du chancre syphilitique ne devaient pas être confondus.

Une nouvelle doctrine, celle du dualisme, finit par l'emporter, dans la considération du principe virulent, source des deux chancres. De l'année 1852, époque à laquelle Bassereau créa et imposa cette nouvelle notion, date l'ère moderne et vraiment féconde en travaux remarquables de la pathologie vénérienne. » (Mauriac).

Or, à chacune des deux périodes de confusion et de distinction entre les diverses affections vénériennes correspondent étroitement deux périodes de la syphilis d'emblée. L'une, la première, où cette syphilis est presque la règle, tant que la contamination spécifique est mal recherchée ou mal isolée, l'autre, la seconde, où, à la lumière des données nouvelles, on reconnaît à la généralité des syphilis un phénomène de début, le chancre, avant-coureur obligatoire des manifestations ultérieures. Reste une troisième et dernière période, la période contemporaine, qui date de quelques années à peine, où la question est de plus en plus controversée et discutée grâce à un contingent nouveau que chaque jour apporte d'arguments et de clarté.

Dès le XVIᵉ siècle, Georges Vella, et après lui Mathiole, E. Falloppe et Thierry de Hery, disent que le virus n'a pas besoin pour pénétrer d'une solution de continuité et qu'il peut, sans intéresser les parties génitales, s'introduire insensiblement dans l'organisme.

Petit, au siècle suivant, cite le cas de deux malades qu'il a vus recouverts de pustules, alors que tous deux affirmaient (?) n'avoir eu de mal vénérien en aucun temps ni de commerce avec aucune femme plusieurs mois auparavant. C'est Fabre qui rapporte ces faits dans son traité et tire de ceux-là et de quelques autres cette

conclusion formulée par lui d'une façon précise, à savoir
« qu'ils concourent à prouver qu'on peut gagner la
vérole d'emblée, c'est-à-dire sans qu'elle ait été précédée
d'aucun accident primitif ». L'explication qu'il en donne,
si elle manque de netteté, n'en est pas moins d'une portée
scientifique qui ne laisse pas que de nous étonner aujour-
d'hui : « le virus, dit il, peut avoir assez d'activité pour
pénétrer dans la masse du sang par les pores de la partie
sur laquelle il est appliqué, sans y laisser la moindre impres-
sion » ; or, que l'on comprenne aujourd'hui non que le
virus pénètre dans le sang par une force ou une virulence
spéciale, mais passe directement dans ce liquide ou par
contagion ou par hérédité, ou par expérimentation, et
l'on aura une des conceptions de la syphilis d'emblée
telle que nous nous proposons de l'envisager.

Quelques rares auteurs, comme Fresnel, nient la possibilité de la syphilis sans accident primitif, mais c'est
surtout vers le milieu du XVIII° siècle, lorsque cette
maladie est nettement isolée des autres maladies vénériennes, lorsqu'elle devient une entité morbide nettement
différenciée avec son début, sa symptomatologie et son
évolution propres, que surgit et s'implante comme une
vérité indéracinable cette notion capitale de la nécessité
d'un chancre précédant les phénomènes secondaires et
tertiaires. Avec Ricord, plus de syphilis survenant sans
accident initial ; le chancre est la conséquence rigoureuse
et inévitable de l'application du virus syphilitique sur la
peau ou les muqueuses. Hélot et lui professent que si ce
début est quelquefois méconnu, c'est en raison de son
indolence ou de son siège extra-génital, et ils fondent
leur opinion sur la fausseté peu rare des malades, qu'il ne
faut croire que sous réserves. Thénaisie cite le cas typi-
que d'un étudiant en médecine lui-même compétent en la

matière et qui prend néanmoins pour une inflammation
banale un chancre léger siégeant au méat urinaire.

Rollet apporte à cette théorie l'appui de son autorité.

A peine quelques contradicteurs osent-ils s'élever timi-
dement contre ces idées et, malgré tout, ajouter foi à l'existence des syphilis d'emblée. Grisolle dit qu'il faut bien
croire au témoignage des malades lorsque ce sont des
individus soigneux, habitués à s'observer, et qu'un
soupçon de mensonge ou de dissimulation ne saurait
même atteindre. Toutefois, les faits de ce genre sont
extrêmement rares. Cusco émet l'avis que le chancre
n'est qu'une combinaison d'une affection locale primitive
(herpès, érosion, balanite) à laquelle vient se surajouter
l'infection syphilitique par une espèce de choc en retour,
donnant par son association avec la lésion précédente une
lésion hybride. Les véroles féminines, surtout signalées
par Diday, laissent quelques doutes dans l'esprit des
observateurs. Pour Guérin, les plaques muqueuses peuvent être l'accident initial, car, dit-il, «plaques muqueuses
et chancre induré sont pour moi des accidents de même
ordre et ayant la plus grande analogie». Diday, dans son
Histoire naturelle de la syphilis, parle longuement de la
pénétration par le virus directement dans la voie sanguine, et il s'appuie pour étayer son opinion sur une
comparaison entre la variole inoculée et normale d'une
part, et la syphilis acquise et héréditaire d'autre part.
Mais il passe sous silence les syphilis d'emblée et, pour
lui comme pour Ricord, il n'y a qu'un mode de début
pour la syphilis, c'est de présenter un chancre avant les
symptômes infectieux secondaires. En vain Lancereaux
cite un cas de syphilis d'emblée, qui du reste laisse place
au doute.

Une doctrine unique domine l'histoire de la seconde

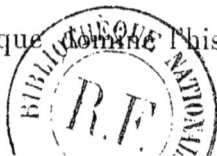

2

moitié du XVIII° siècle en matière de contagion syphilitique. Elle est magistralement formulée dans la thèse de
M. Fournier en cette expression concise et claire qui
s'impose dès lors : « la syphilis débute toujours par un
accident initial, le chancre. » Il en démontre la vérité par
de nombreuses statistiques, dans lesquelles on voit sur
826 cas le chancre constaté 815 fois comme prélude des
accidents constitutionnels, 11 cas seulement paraissant
faire exception à la loi ; nouvelle statistique de 198 hommes affectés d'accidents secondaires et ayant présenté
198 fois le chancre primitif. « En somme, conclut
M. Fournier, si nous excluons de cette revue les accidents
tertiaires dont l'examen basé sur des commémoratifs
toujours éloignés et incertains ne peut offrir rien de
sérieux à l'analyse, nous trouvons que, sur 297 cas de
syphilis, le chancre est accusé 277 fois ; que dans 18 autres
cas, l'adénopathie symptomatique du chancre a pu être
constatée, à défaut d'une ulcération cicatrisée. Deux cas
seulement ont paru faire exception ; dans ces deux cas
observés sur des femmes, la cicatrice et l'adénopathie
faisaient simultanément défaut ; mais les malades ne
s'étaient présentés à moi que longtemps après le début de
l'affection, c'est-à-dire à une époque où normalement les
indices de la contagion originelle devaient avoir disparu.
Il n'y a donc rien à inférer de ces deux cas.

« Cet examen ne saurait laisser de doute. L'exorde
obligé de la syphilis acquise, c'est le chancre. Tel est le
résultat que me permet d'affirmer après mon maître
Ricord le dépouillement minutieux de 1.093 cas soigneusement observés. Cette proposition me paraît pouvoir
être élevée au rang d'une véritable loi en syphilis. »

Les inoculations vaccinales ou expérimentales sur
l'homme avaient, de leur côté, donné le même résultat pro-

bant entre les mains de Pruke, Lindwurm, Rollet, Belhomme, mais pratiquée seulement par la voie épidermique.

Ainsi l'on voit que la clinique d'une part et l'expérimentation d'autre part arrivent à démontrer que toutes
les anciennes observations de syphilis d'emblée sont
basées sur des chancres méconnus, ou que tout au moins,
elles n'ont pas eu un contrôle assez rigoureux pour être
mises en parallèle avec des milliers et des milliers de cas
où la vérole a présenté son accident primitif.

Nous pouvons donc clore cette seconde période de l'histoire de la syphilis d'emblée par cette conclusion : la
syphilis débute par un chancre.

Mais voici qu'au congrès de Rome de 1894, M. Verchère
insiste sur le sujet qui nous occupe, et nous nous permettons, pour être plus précis, de citer un des passages importants de sa communication, par laquelle la syphilis d'emblée entre dans une nouvelle phase qui dure encore :

« Les faits sont innombrables de malades qui n'ont
jamais pu constater la présence d'un accident primitif; les
femmes surtout sont très étonnées lorsqu'on leur demande
à quelle époque elles ont présenté leur chancre ; le plus
souvent elles n'ont aucune notion de l'existence antérieure
d'un bouton, d'une lésion quelconque. On donne pour
raison que la femme peut mal s'examiner, que le col uté-
rin échappe à tout mode d'exploration, et que les replis
valvulaires ou vaginaux ont pu cacher le chancre. Je veux
bien admettre toutes ces raisons, mais elles perdent de
leur valeur quand on trouve des faits analogues chez des
malades que l'on a pu examiner presque jour par jour,
que l'on a pu examiner avant qu'elles aient pu être atteintes, avant qu'elles se soient exposées à la contagion, et
chez lesquelles aucune des circonstances qui ont précédé,

accompagné ou suivi le chancre, n'a pu passer inaperçue. Ces faits, pour posséder toute leur valeur, sont nécessairement peu nombreux. Ils doivent être entourés de toutes les garanties désirables et les conditions dans lesquelles ils se présentent sont difficiles à réunir. Enfin leur publication est quelquefois délicate et le secret professionnel peut arrêter parfois. Les malades peuvent se reconnaître et il peut être utile de dénaturer certaines circonstances, afin de se mettre à l'abri des dangers qui pourraient résulter, pour les intéressés, de ces révélations.

Les faits que je vais rapporter sont d'une authenticité absolue et ont été suivis par moi. »

Nous nous réservons d'exposer ces cas à propos des syphilis conceptionnelles, où ils nous paraissent pouvoir prendre place et recevoir peut-être mieux leur explication. Notons seulement qu'à partir de ce moment se multiplient des observations plus probantes les unes que les autres, rigoureusement et scientifiquement constatées, auxquelles nous ajouterons quelques-unes inédites, et au milieu d'elles viennent se ranger celle de Jullien, dont la certitude et la clarté ne sont pas douteuses, et, au point de vue expérimental, celles de Neisser, qui domineront pour nous l'étude qui va suivre.

SYPHILIS D'EMBLÉE ACQUISES

Nous avons dit que, dans la presque unanimité des cas, le clinicien pouvait constater la porte d'entrée du virus dans l'organisme et la réaction produite au point d'inoculation, dont l'expression se traduit généralement par un chancre. D'autre part, il n'est pas de médecin qui n'ait vu des syphilitiques au début même de la maladie sans pouvoir retrouver ni le siège où s'était opérée la contagion, ni l'accident primitif développé à son niveau. Mais suffira-t-il de ces cas légèrement observés et certainement innombrables pour porter le diagnostic de syphilis d'emblée ? Non. Il faut des faits indéniables, capables d'écarter toute discussion, ayant presque la rigueur de l'expérimentation. Il faut que le sujet se soit lui-même surveillé d'une façon attentive et ait été l'objet d'examens répétés de la part d'un médecin, soit avant, soit pendant et après l'époque présumée de la contagion, à moins qu'il ne soit lui-même médecin, ce qui sera la condition idéale. Si un malade présente des accidents secondaires niant tout accident primitif et ne présentant nulle part de traces de son existence, il ne suffira pas, pour en tirer une conclusion, de ses affirmations ou de cette constatation. Au point de vue de la bonne foi, on se souviendra que la femme, sans nul

doute, est plus portée au mensonge et que, pour des raisons de pudeur ou d'autres, elle persévère tenacement
dans ses premiers dires, sans qu'aucun artifice d'interro-
gatoire puisse lui faire avouer la vérité qui la gêne. Elle
a, en outre, plus de raisons que l'homme d'ignorer son
mal, qu'il est quelquefois plus difficile de retrouver chez
elle. A ce second point de vue de l'examen, il faut que le
malade soit l'objet de recherches et d'investigations atten-
tives et éclairées pour qu'on ait des garanties suffisantes
capables d'imposer le diagnostic.

Tous les points de la surface du corps susceptibles de
donner lieu à un chancre seront soigneusement inspectés,
tous les replis vulvaires ou vaginaux de la femme, la muqueuse rectale à la profondeur accessible au doigt, le
mamelon des seins, l'orifice et la cavité buccales, et toute
la surface épidermique en un mot, puisque les cas de
chancre digital ou des paupières ne sont pas rares, et
qu'on a pu en voir greffés sur des points qui en offrent
rarement des exemples, comme les orteils ou l'abdomen.
Nous n'en sommes plus. il est vrai, au temps où Diday
signalait la fréquence relative du chancre anal et appelait
l'attention sur ces cas en ces quelques lignes suggestives :
« Je me rappelle que, dans un voyage à Londres, on me
montrait, à l'hôpital Saint-Barthélemy, avec une sorte
d'empressement, des hommes et des femmes affectés
d'accidents secondaires que l'on considérait comme le
résultat immédiat de la contagion.

.... Je souris encore de l'air effarouché du chef de service et de l'assistance quand, portant un doigt téméraire
et un regard scrutateur dans certains replis muqueux, je
parvenais à découvrir dans la perfide « Albion », une porte
de derrière. Je dois ajouter que tout aussitôt le chef de
service jetait un voile, ou moins poétiquement, laissait

tomber le drap sur ces stigmates trop visibles d'une contagion fort explicable. »

Par ces considérations sur lesquelles nous nous éten-
dons pour bien montrer les conditions d'une bonne observation, on comprend que les cas de syphilis d'emblée
seront restreints, car il sera difficile, pour un cas donné,
de satisfaire à toutes les exigences nécessaires. Encore
faut-il, toutes les fois qu'un cas paraît douteux au praticien, qu'il daigne le scruter et le fouiller soigneusement.

Un de nos distingués professeurs de dermatologie nous
disait : « J'ai observé pas mal de ces exemples, mais je
n'ai jamais pris la peine de les enregistrer, parce que, *a
priori*, d'emblée, pourrait-on dire, je ne crois pas aux
syphilis sans chancre. » D'autre part, la généralité de
ces malades ne sont vus par le médecin qu'à l'éclosion d'un accident secondaire qui vient troubler tout-à-
coup leur quiétude, et si à ce moment, on n'aperçoit
aucun signe d'accident initial, ni aucune trace d'adénopathie consécutive, on s'empresse de déclarer que la cicatrisation du chancre est terminée et qu'il a dû toutefois
exister, parce que, classiquement, la règle dit qu'il doit
exister. Mieux vaut, si l'on a le rare privilège d'examiner
son malade à temps, rapporter les faits scientifiquement,
tels qu'ils se présentent, quelle que soit l'idée de chacun
sur la question Il n'est pas de vérité absolue qui puisse
faire loi au point d'interdire de nouvelles recherches ; on
comprend toutefois que parmi tous les cas connus, ou
cités comme tels, de syphilis d'emblée, quelques-uns pré-
tent à la critique par impossibilité ou défaut de certitude
et de rigueur dans l'observation. De là, résulte pour nous
une distinction nécessaire entre des cas douteux, pour
lesquels il est difficile d'émettre et de fonder un avis des
plus sûrs, et des cas certains, dont le type est celui de

M. Jullien. Nous allons d'abord les exposer, avant d'essayer de donner leur pathogénie et dans une certaine mesure leur pronostic.

Voici d'abord l'histoire curieuse d'un de ces malades dont l'imagination féconde expose parfois à des erreurs :

12 août 1901. — X..., âgé de 21 ans, infirmier des hôpitaux de Montpellier, se prétend vierge, mais présente une belle roséole maculo-papuleuse, avec plaques muqueuses dans la bouche et polyadénite. On ne trouve, en effet, aucune trace de chancre et l'adénite de l'aine peut être considérée comme secondaire. Interrogé sur l'existence d'une érosion quelconque au niveau de la verge, il raconte qu'il n'en a jamais présenté et explique de la manière suivante le début de sa maladie : Ayant été infirmier dans un hôpital d'une Faculté voisine, il avait consenti, moyennant une somme d'argent, à se laisser inoculer dans le flanc, du sérum de syphilitique, et a présenté, dit-il, les accidents cutanés quelque temps après. Pour mieux corroborer ses dires, il ajoute que le médecin s'est inoculé lui-même et en même temps, trois autres personnes. Il n'existe au niveau du flanc et il n'a jamais existé la moindre induration, ni la moindre ulcération.

Or, le professeur de dermatologie incriminé, auprès de qui nous avons pris des renseignements, a protesté de toute son énergie contre de telles allégations, affirmant que, s'il s'était livré à de pareilles expériences, il eût demandé au patient une autorisation écrite, et que d'autre part, s'il connaissait la résidence du malade, dont on a perdu la trace depuis, il n'hésiterait pas à le poursuivre en justice. Nous n'insistons pas davantage sur une observation de ce genre que nous ne citons que pour montrer combien la parole des malades est quelquefois trompeuse ;

on comprend de quel appoint eût été un pareil cas pour notre thèse, s'il avait été démontré exact.

Au mois de mai 1901, nous avons vu dans la clinique de M. le professeur Brousse une femme dont voici l'observation, et à propos de laquelle le diagnostic de syphilis d'emblée, s'il ne nous paraît pas certain, est du moins fort discutable :

« 10 mai 1901. — V. V. a accouché, le 22 février, à la maternité de Montpellier normalement d'un enfant ne présentant aucune tare spécifique. Le placenta est normal aussi. Elle sort de la maternité le 13 mars, absolument indemne. Elle se place alors en ville comme nourrice et y reste jusqu'au 9 mai, jour de son entrée à la clinique de dermatologie.

Elle prétend, il y a un mois, vers le 10 avril, avoir eu de l'influenza, du mal à la gorge, et des maux de tête revenant le soir, cela pendant une huitaine de jours; pas de rapports sexuels, dit-elle, après sa sortie de la maternité.

A l'examen on découvre une roséole papuleuse abondante, des plaques de la bouche, mais pas d'adénopathie, rien du côté des seins, rien du côté des organes génitaux, pas la moindre cicatrice, pas la moindre induration pouvant être regardée comme vestige possible d'un chancre.

Comme suites, syphilis grave, rapidement maligne, ayant présenté de bonne heure de l'ecthyma rebelle des membres inférieurs et des douleurs intolérables dans les tibias et les fémurs. »

Plusieurs hypothèses nous semblent possibles : ou bien il y a eu réellement un chancre nain et éphémère, comme ceux que nous décrirons plus loin, et par suite méconnu; ou bien la malade, dont l'orifice et les vaisseaux utérins étaient béants après l'accouchement, a-t-elle réalisé une inoculation par voie sanguine directe, comme nous en exposerons également plus loin la possibilité ? Notons en passant la gravité de cette syphilis. – M. Brousse nous a communiqué un second cas intéressant de syphilis survenant sans chancre pendant l'évolution d'une blennorrhagie:

« 8 août 1901. — B., 22 ans. Etudiant en droit. Bonne santé antérieure. Première blennorhagie à 22 ans, durée un mois.

Coït le 1er août 1902. Sept jours après, blennorhagie qui dure un mois et demi, suivie d'orchite droite.

Pas d'autre coït que celui-là, au dire du malade. Vers le 15 novembre, léger retour de la blennorhagie, qui guérit au bout de quinze jours par le santal et des injections de permanganate de potasse.

En décembre, apparition inattendue de gros ganglions aux aines, ganglions épitrochléens et sous-maxillaires. Pendant la durée de sa blennorhagie, le malade, qui se faisait régulièrement observer par M. Brousse, n'a jamais présenté la moindre érosion ou induration sur la verge et, au moment de l'apparition des adénites, il n'en existe pas la moindre trace.

En janvier, apparition sur le prépuce d'un certain nombre d'ulcérations herpétiques, disparaissant au bout de quelques jours. Amygdales rouges et enflées, mais sans plaques muqueuses.

Pas d'autre accident apparent, quand, le 6 avril, le sujet paraît avec un psoriasis palmaire très net, étendu à toute la paume de la main, et une roséole boutonneuse, qui paraît être une roséole de retour. A ce moment, amygdalite droite intense, avec petite plaque de la partie correspondante de la luette.

Un mois après, grâce au traitement suivi, il ne paraissait plus aucun accident.

Renseignements pris, la femme qui avait communiqué la blennorhagie au sujet avait aussi la syphilis ».

Avant de commenter cette observation, nous nous permettons d'emprunter celles qui suivent au travail de M. Lécullier, et nous tenons à rapprocher de la précédente celle que Marshall public en 1899 dans le journal *Lancet* :

« Il s'agit d'un homme de 25 ans qui, en janvier 1899, contracte une blennorrhagie ; à ce moment un peu d'inflammation des glandes à smegma éveille son inquiétude. De ce jour il s'observe avec la plus grande attention et se fait examiner à plusieurs reprises par le docteur Heymann et par l'auteur. En mars, et sans qu'on ait jamais remarqué aucune lésion à la verge, il présente une roséole et des plaques muqueuses de la gorge ».

Pour le premier cas, il n'est pas douteux que l'infection s'est réalisée avant le mois de décembre où apparut l'adénite polyganglionnaire, se traduisant peut-être par une roséole passée inaperçue. Mais le chancre dut, s'il a existé, se montrer pendant la période où le malade était soigneusement et régulièrement examiné. Emettra-t-on l'hypothèse d'un chancre extra-génital passé inaperçu ? Dans le cas contraire, s'est-il produit un chancre urétral minime et passager dont l'inflammation s'est confondue avec celle de la blennorrhagie ? A ce point de vue, le pus de la femme auteur de la contagion n'aurait-il pas pu contenir les deux principes contagieux de la blennorrhagie et de la syphilis ? Nous ouvrons le débat sur la question trop importante et qui serait trop longue à élucider, du caractère contagieux au point de vue spécifique des sécrétions physiologiques ou pathologiques.

Quant au second cas, s'agit-il d'un chancre figuré par « l'inflammation des glandes à smegma » ou d'un chancre marqué par l'écoulement urétral, ou bien, dans les deux

cas, s'agit-il d'une syphilis d'emblée comme le veut Marshall pour celui qu'il cite ? Il est difficile de se prononcer.

M. Cordier fait, en 1894, la communication suivante à
la société de Dermatologie et de Syphiligraphie de Lyon :

« Il s'agit d'un jeune homme qui, à l'âge de 24 ans, vient
d'avoir pour la première fois des rapports sexuels avec une fille
plus jeune, mais moins novice..... Le pauvre garçon effrayé
d'une légère déchirure vint me voir, et la femme, pour prouver
qu'elle n'était pour rien dans l'accident, voulut absolument se
faire visiter.

A ma grande surprise, elle portait sur les grandes et sur les
petites lèvres des plaques muqueuses.

Malgré mon scepticisme sur l'utilité de l'excision, scepticisme
justifié par mes insuccès antérieurs, l'infection était si récente
et l'indication si formelle que je proposai de pratiquer séance
tenante la circoncision..... 36 heures après la contagion au
maximum j'enlevai le prépuce.

La réunion fut immédiate..... pas trace d'ulcération, pas
trace d'adénopathie. Seulement, cinquante jours après, le malade
accusait de la céphalée vespérine et, les jours suivants, me
montrait une roséole syphilitique indiscutable. Il y a bientôt
un an et, malgré le traitement régulièrement suivi, les plaques
muqueuses reparaissent encore ».

M. Augagneur a rapporté une observation du même
genre :

« Un jeune homme atteint de blennorrhée et de phimosis fut
circoncis. Deux mois plus tard, il présenta les signes d'une
syphilis constitutionnelle, bien que le chancre n'ait pas été
observé. Le lieu d'inoculation était probablement dans le prépuce, qui fut excisé avant l'apparition du syphilome primitif. »

Nous laissons de côté une observation de M. Barthélemy, où une femme attentivement examinée présenta une
roséole intense sans qu'on ait aperçu de chancre une longue période avant cette manifestation. La malade était
soignée pour urétro-vaginite, herpès de la fourchette,
ulcération du col et catarrhe purulent, et il nous paraît bien
difficile de dire si l'un de ces accidents n'a pas en réalité
masqué l'accident initial ou été qualifié d'un autre nom
à sa place.

Voici encore, faite par M. Cordier, une communication
importante, composée d'une observation rigoureuse et
des commentaires suivants dont il la fait précéder :

« Depuis fort longtemps déjà, j'ai suivi avec persévé-
rance des malades qui, tourmentés par un coït suspect,
guettent chaque matin l'éclosion de l'accident primitif.

C'est ainsi qu'il m'a été possible de réunir, soit en ville,
soit à l'hôpital, un grand nombre de faits et d'arriver à
cette conviction que dans quelques cas, plus souvent chez
la femme, la syphilis se manifeste par des accidents secondaires, sans symptôme primitif apparent, c'est-à-dire sans
chancre, sans adénopathie locale.

Je peux vous citer plus d'une observation absolument
concluante, celle-ci par exemple :

« Un jeune homme soigné à la consultation gratuite pour
des adénites caséeuses cervicales, nous annonce qu'il a eu
pendant trois jours consécutifs des rapports fréquents avec
une jeune fille admise le jour même aux Charmettes pour des
accidents secondaires. Sur sa demande et suivant son désir,
il entre lui-même à l'hôpital pour sa tuberculose ganglionnaire.
Là, pendant deux mois, il est examiné pour ainsi dire chaque
jour par lui-même et par nous tous, et c'est après soixante
jours qu'il nous montre des syphilides papuleuses secondaires,

sans avoir présenté nulle part, ni dans la région buccale, ni dans la région ano-génitale, la moindre érosion, la moindre induration, la moindre adénopathie ».

En 1897, M. Sibut cite une observation due à l'obligeance de M. Verchère :

« Un interne des hôpitaux de Paris, attaché à un service de maladies vénériennes, remplace pour quelque temps et comme médecin un ami sur les paquebots. Il est vigoureux et solide.

» Ses antécédents pathologiques sont nuls. Il est en mer depuis un mois quand, à l'escale de Buenos-Ayres, il se rend dans une maison publique ; ceci est le 2 février 1894. Le 28 avril, sans qu'il y ait eu d'autre coït, céphalalgie légère, fièvre, insomnie. Le 22 mai, 85 jours après le coït fatal, roséole. Il n'y a jamais eu de chancre; d'ailleurs le malade, avec une compétence indiscutable, s'examinait scrupuleusement tous les jours. »

En 1895, M. Richard d'Aulnay cite un cas dû à M. le professeur Fournier, où l'infection fut apportée au sein des tissus par une aiguille de seringue de Pravaz, cas dans lequel on ne put constater de lésion au point d'inoculation, mais simplement au bout du temps habituel une roséole généralisée. Ce même cas d'ailleurs est rappelé par M. Barthélemy.

« Ce fait nous a semblé probant et M. le professeur Fournier nous en a donné confirmation, en ajoutant qu'il avait été observé par un médecin éminent qui n'a pu commettre d'erreur ; il n'y eut pas, il n'y eut jamais de chancre. » (Lécullier).

Enfin M. Jullien rapporte en 1900 deux cas de syphilis sans accident initial. Ici la sévérité de l'observation jointe à la compétence des sujets atteints, tous deux chirurgiens, ne laisse place à aucun doute et l'on se trouve en présence des faits les plus démonstratifs :

« Le 9 juin 1899, deux médecins, un chirurgien et son aide, opéraient une femme de 32 ans pour une gomme tuberculeuse pré-sternale ;

Après l'excision et le grattage, ils se mirent en devoir de pratiquer la suture. L'aiguille dont ils se servirent ne fonctionnait pas très bien, et le chirurgien, en voulant la tirer des lèvres de la plaie où il l'avait engagée, se blessa profondément à l'extrémité de l'index droit. L'instrument étant à bords tranchants fit une coupure assez large, qui saigna beaucoup à ce moment ; l'aide répéta la même manœuvre, et se blessa de même au même doigt. Tous deux guérirent du reste très bien et très simplement en 3 ou 4 jours.

Le 17 juin, en enlevant pour la première fois le pansement de l'opérée, au huitième jour, on vit à l'orifice d'entrée et de sortie de chaque fil une petite ulcération à bords très rouges, qui attira l'attention du côté d'une syphilis, dont on ne trouva aucune trace dans les antécédents de la malade ; mais le lendemain, on découvrait une roséole généralisée et, en examinant les organes génitaux, on n'eut pas de peine à trouver au niveau de la fourchette un syphilome en voie de réparation, avec quelques ganglions inguinaux.

5 juillet, 26 jours après l'inoculation, le chirurgien est pris brusquement de fièvre, avec frissons et malaises ; il reste couché 24 heures avec une température de 39°. En même temps la blessure devient sensible, le bout du doigt se gonfle, boursoufle, et se rouvre très superficiellement au niveau de la cicatrice, en déterminant une ulcération absolument insignifiante et de surface. Au trentième jour, le 9 juillet, apparaît une roséole confluente. Le 16 juillet, le scrotum se couvre de

papules humides et les plaques de la langue se montrent deux jours plus tard. En même temps survient l'arthralgie qui, pendant toute la fin de juillet, endolorit les lombes et les poignets. Le 26, on note des papules palmaires, et depuis, la syphilis a suivi son cours implacable, mais sans gravité.

L'assistant n'eut aucun signe d'infection avant le 30ᵉ jour, mais le 9 juillet, comme son maître il fut pris de fièvre ; il n'y eut aucun retentissement sur la plaie d'inoculation, dont la cicatrice resta intacte, et la roséole parut seulement au 30ᵉ jour. Je ne m'étendrai pas sur les conclusions à tirer de ces faits, tant elles sont claires et faciles à déduire. »

. . . .

Nous reviendrons sur cette double observation après avoir essayé de donner l'explication des premières. Disons tout de suite qu'elle contient, sur la lésion digitale du premier chirurgien tout au moins, quelques lignes qui éveillent l'attention et pourraient même, semble-t-il, prêter à la critique. « La blessure, y est-il dit, devient sensible, le bout du doigt se gonfle, boursoufle et se rouvre très superficiellement au niveau de la cicatrice, en déterminant une ulcération absolument insignifiante et de surface. » Or, qu'est-ce à dire, peuvent objecter les adversaires de la syphilis d'emblée, sinon que la réaction observée au niveau du lieu de pénétration du virus n'est autre chose qu'un des aspects multiples sous lequel le chancre peut se présenter à un degré d'exiguité extrêmement réduit. Les syphilis sans chancre ne seraient-elles en somme que des cas où le chancre est si minime qu'il n'est plus perceptible à l'œil de l'investigateur ? C'est là un des premiers points de vue que nous allons discuter et sous lequel on peut envisager la question. Elle ne peut être tranchée que par la solution du problème suivant : Qu'est-ce que le chancre en tant que lésion greffée localement sur un épiderme ou une muqueuse ?

Les chancres, on le sait, sont extrèmement variables quant à leur forme. Quoiqu'ils soient généralement, quant à leur fond, constitués de la même façon, ils offrent une grande diversité d'aspect suivant leur étendue ou la profondeur de leur base, le caractère érosif ou ulcéreux de leur surface, l'intégrité ou le ramollissement en masse du néoplasme, enfin suivant leur configuration et leurs dimensions. En dehors d'un caractère qui leur est commun mais peut manquer quelquefois, l'induration, on peut distinguer des chancres éléphantiasiques accompagnés d'un œdème dur, à sclérose volumineuse et profonde, sous-cutanée ou sous-muqueuse ; des chancres indurés ulcéreux, dont la surface, au lieu de rester horizontale ou de se bomber, se creuse par le fait d'un travail d'ulcération qui dépasse la simple érosion ; des chancres papulo-tuberculeux, primitivement pisiformes ou lenticulaires, mais qui s'aplatissent souvent, s'étalent et se convertissent en une plaque scléreuse plus ou moins épaisse ; enfin, on peut distinguer des chancres à érosion diffuse et érysipélateuse jusqu'aux chancres simplement érythémateux « très superficiels, à bords faiblement indurés, papyracés, foliacés, légèrement érosifs ou secs et squameux. Quand ce chancre siège sur les muqueuses, il forme une éruption qui offre la plus grande ressemblance avec des plaques d'herpès. C'est le chancre épithélial, desquamatif, chancre nain, chancre éphémère. Il est très souvent méconnu» (Mauriac). Ces dernières formes, pour être les moins fréquentes, ne sont pas rares. Barthélemy et Fournier comparent deux de ces chancres nains à une érosion ne dépassant pas l'un un grain de chènevis, l'autre un pépin de poire. On en trouve le type dans une

inoculation de Belhomme et dans celle que Gibert pratiqua
avec du sang de syphilitique. Tout se borna dans ce
dernier cas à une élevure rouge, peu saillante, dont la
surface desquama faiblement.

A propos de ces formes, M. le professeur Tédenat a bien
voulu nous communiquer des notes manuscrites que nous
reproduisons ci-dessous :

« On ne peut mettre en doute l'existence de la syphilis
d'emblée, l'expérimentation l'affirme nettement. Mais en
clinique elle est très rare, on doit toujours chercher le
chancre. On le trouve dans bien des cas sous des formes
atténuées, *chancre nain, chancre herpétiforme, chancre
érosif.*

I. En 1882, j'ai observé 4 cas de chancre nains ayant la
forme et les dimensions d'une vésicule d'herpès avec une induration très minime que deux de mes confrères de l'armée
tenaient pour de l'herpès simple, bien qu'il n'y eût que de 3 à 5
vésicules sur le prépuce. Les accidents secondaires très surveil-
lés (car la divergence de vues entre mes confrères et moi avait
suscité un pari d'ailleurs très amical) survinrent 5 mois, 110,
95, 84 jours après l'apparition du chancre.

Ces 4 hommes avaient été contaminés par la même femme
en Algérie ; ganglions peu développés ; accidents secondaires
très bénins (roséole). Traitement énergique. Trois ans après,
trois de ces malades se mariaient ; deux ont eu des enfants
sains. Pas d'accidents tertiaires chez aucun de nos quatre malades, qui occupent des grades élevés dans l'armée.

II. Deux fois j'ai vu des chancres nains moins gros qu'une
lentille perforant le filet, perforation presque à sec, c'est-à-dire
sans suppuration ; légère adéno-lymphite. Accidents secondaires
82e et 103e jour, très légers chez un malade, chez l'autre assez
graves, mais résistant peu au traitement.

III. Chez un homme de 26 ans, robuste, je fus consulté pour des céphalées vives, des hyperostoses craniennes remontant à trois semaines ; rien à la peau que quelques rares et vagues efflorescences plates aux flancs.

Trois mois avant, ce malade avait eu pendant une dizaine de jours un peu de gêne pour avaler et des douleurs vives dans l'oreille gauche. Je trouvai une tache brunâtre sur l'amygdale avec des îlots plus foncés, et crus y déceler une vague induration. Donc, *chancre érosif* de l'amygdale sans adénite bien marquée ; dans tous les cas, les ganglions furent inaperçus du malade et de son médecin, qui fit maintes suppositions sur les causes de l'otalgie.

IV. J'ai vu à l'Antiquaille des chancres anaux de très faibles dimensions et qu'il fallait chercher avec soin. Mon maître Diday insistait sur la fréquence des chancres de l'anus et du vagin.

Avant donc d'admettre une syphilis d'emblée, il faut chercher partout et savoir que les chancres herpétiformes, érosifs, plats, ne sont pas rares, que l'induration y est souvent si faible qu'elle passe inaperçue, que assez souvent aussi elle apparaît tardivement quand les accidents secondaires sont en pleine évolution.»

Les exemples ne sont pas très rares et nous avons vu dans le service même de M. Tédenat un homme atteint de douleurs et d'hyperostoses du tibia, avec un chancre qui n'avait eu d'autre apparence que celle d'une vésicule d'herpès et n'a laissé qu'une trace imperceptible. M. Brousse nous a cité également des cas de ce genre et, en particulier, celui d'un jeune homme qu'il observe actuellement et dont le chancre n'est constitué que par une très légère nodosité, sans ulcération ni érosion.

Ces chancres demandent à être soigneusement recherchés surtout chez la femme. Dans le service de M. Brousse,

une investigation attentive fit, ces derniers temps, déceler
un chancre nain, avec simplement une très légère induration, inaperçue d'abord et cachée dans les replis de la
muqueuse des petites lèvres.

Enfin, quelques auteurs citent des cas de chancre mixte,
où la chancrelle apparaît avec ses caractères particuliers,
et quelque temps après, sans nouveau coït, comme dans un
exemple de M. Verchère; il ne se manifeste pas autre chose
qu'une sensible induration, parfois sans érosion consécutive, et la syphilis évolue normalement.

L'infinie variété des aspects du chancre, et en particulier l'exiguïté imperceptible de ses formes montre bien
qu'il faut être prudent dans le diagnostic de syphilis d'emblée, car il faut se souvenir que, dans certains cas, il peut
être au niveau de l'épiderme ou d'une muqueuse, lieux
habituels de contamination, si minime à leur surface
même, ou dans un de leurs replis profonds ou cachés ou
habituellement inexplorés, qu'il devient très difficilement
perceptible à l'observateur.

D'autre part, où est la limite, objecteront les partisans
de la syphilis d'emblée, entre ce chancre infiniment petit
et à peine perceptible, et celui qu'on voudra quand même
voir, malgré que rien, absolument rien, ne lui soit assimi-
lable.

« Sans doute, on pourra toujours dire qu'il a pu être
nain, ou a été si léger, si minime, si court d'évolution qu'il
a passé inaperçu. Il a pu être dans une région inaccessible
ou intra-utérine, ou œsophagienne, qui sait où? Toutefois,
c'est bien extraordinaire que l'on ne puisse saisir ni trace
d'irritation ou d'induration locale, ni surtout déceler la
moindre adénopathie, et pourtant la roséole survient, intense d'éruption et de coloration, généralisée, rapide d'évolution et avec des caractères spécifiques indiscutables.»

(Barthélemy). Or, une lésion qui ne se traduit par aucune irritation, par aucune induration, par aucun trouble anatomique ou pathologique, ni au point d'inoculation, ni dans les sphères de voisinage en relation avec ce point, n'en est pas une, ne vaut-il pas mieux dire qu'elle n'a pas existé ?

Du reste, le chancre est-il donc d'une importance capitale et nécessaire à l'éclosion de la syphilis ? est-ce un symptôme indispensable de la vérole et celle-ci ne peut-elle évoluer malgré son absence ? Quelle est, d'autre part, sa valeur au point de vue pathogénique dans le cycle même de l'évolution syphilitique ?

D'après les uns, il serait uniquement le résultat de l'inoculation du virus restant localement inerte et latent pendant un certain temps ; ce virus ne serait point immédiatement absorbé; il stationne au point de pénétration jusqu'à ce qu'il ait produit l'accident local (chancre infectant) où il pullule pour se répandre de là dans l'organisme ; pour eux cet accident local serait la source de l'infection générale de l'organisme et non pas sa conséquence.

Selon les autres, le virus est absorbé presque aussitôt après son inoculation et la période dite d'incubation est le laps de temps nécessaire au virus introduit dans l'économie pour l'infecter tout entière et pour la rendre apte à reproduire ce même virus et à le multiplier.

Les déductions qu'on peut tirer de ces deux opinions sont fort importantes. Selon les partisans de la première il devrait être facile de prévenir les effets généraux en détruisant par la cautérisation ou par tout autre moyen l'accident local qu'ils regardent comme la cause. Les auteurs qui partagent la seconde opinion croient au contraire qu'il est impossible de s'opposer aux effets consécutifs des

inoculations virulentes en détruisant l'accident primitif de
la maladie.

Il est devenu classique aujourd'hui que l'excision de
l'accident initial ne trouble en rien l'évolution de l'infection
générale. Les exemples seuls empruntés à M_y Augagneur
et surtout celui de Cordier qui, au lendemain d'un coït avec
une fille syphilitique, enlève au patient la place probable
de l'inoculation sans arrêter l'infection, malgré l'absence
du chancre, les insuccès si constamment observés de son
éradication sont une preuve d'une valeur incontestable.

Du reste, sans vouloir établir des comparaisons rigou-
reuses ni en tirer des déductions absolues, il est certain
que pour d'autres maladies contagieuses et, en particulier,
pour la variole, dès que le virus est introduit dans la
piqûre qui doit donner la vaccine, il est absorbé et l'infection générale est commencée ; il y a alors une période
d'incubation qui dure quelques jours jusqu'à ce que l'effet
général se produise ; or il n'est pas indispensable que les
pustules existent chaque fois, jusqu'à l'apparition de ce trouble constitutionnel. « Dans beaucoup de cas nous tenons
pour certain qu'on pourrait opérer dès le second jour la destruction des points d'inoculation soit par cautérisation,
soit par déchirement, sans affaiblir la vertu préservatrice
de la vaccine qui est en voie de développement. » (Bous-
quet. — Traité sur la vaccine). Cette destruction a été
pratiquée par Martin (Thèse de Paris) et les revaccinations
qui devaient produire des pustules si les premières avaient
été rendues inactives, n'ont rien amené, les résultats ont
été négatifs. « Si cela est vrai pour la vaccine, il n'est pas
moins vrai que, pour la morve et la clavelée, la maladie
générale n'est en rien subordonnée au développement d'un
travail local qui peut manquer à la rigueur, et qui n'est

dans tous les cas qu'une manifestation de l'infection de l'économie. »

On peut, du reste, trouver la preuve de l'infection générale précédant dans la syphilis tout signe extérieur dans l'état général du sujet et les modifications antérieures que subit l'état du sang. « On observe chez certains sujets un malaise des parties génitales, des douleurs vagues, des coliques, un mouvement fébrile, quelques symptômes nerveux, etc. C'est après ces manifestations que le phénomène de réaction locale, le chancre, paraît » (Baumès). Du côté de l'état du sang on a signalé une hypoglobulie très notable, ou un abaissement notable de la quantité d'hémoglobine, le nombre des globules demeurant normal. Enfin n'a-t-on pas vu dans certaines séries de manifestations suspectes et malheureuses un des vaccinifères communiquer par son vaccin la syphilis avant d'avoir cette maladie ? (Epidémie de Rivalta).

De toutes ces considérations, il est possible de conclure que le chancre n'est pas la cause mais la première manifestation apparente de la syphilis ; que le virus introduit dans les tissus est rapidement absorbé. Il ne laisse de son passage à travers le point d'inoculation qu'une trace banale, qui n'acquiert de l'importance comme lésion qu'en tant que l'infection générale vient retentir au niveau de la surface ulcérée. Néanmoins, si ce retentissement est certain dans la production du chancre, on ne peut supprimer la part qui revient aux éléments des tissus, car c'est surtout à leur faveur et à leurs dépens qu'il se développe.

Cusco avait prétendu qu'il n'y a chancre produit que lorsqu'il y a combinaison au point d'inoculation d'une lésion locale indépendante de la syphilis (herpès, gerçure, écorchure) avec l'élément syphilitique. Dans cette hypothèse exagérée, l'accident primitif manquerait presque toujours, ce qui n'est pas. Mais que le virus passe dans l'organisme en effleurant à peine la surface de pénétration sans y stationner le moins du monde, s'il est déposé dans le tissu sous-cutané sans laisser des particules virulentes dans l'épiderme ou dans le derme, et passe de là directement, par exemple, dans la voie sanguine, la réaction produite à ce niveau sera minime, la production morbide réalisée minime aussi, peut-être nulle. Que si le virus pénètre non par l'épiderme ou l'épithélium, mais profondément dans les tissus, s'il est porté en plein muscle directement, comme dans le cas de l'inoculation accidentelle de M. Fournier, par une aiguille de seringue pour injection de sel de mercure, y aura-t-il, dans cette hypothèse réalisée dans l'exemple précédent, un chancre, et comment le muscle réagira-t-il au virus ?

Voici, enfin, l'explication la plus puissante et la plus irréfutable, la seule peut-être qu'on ait pu donner de certains cas de syphilis d'emblée, irréfutable parce que l'hypothèse qu'on présente semble s'être réalisée par la pratique dans un fait, celui de M. Jullien, et, nous paraît-il, par l'expérimentation dans d'autres faits, ceux de Neisser. Si le virus n'est plus déposé au niveau de l'épiderme ou de la muqueuse, quelle que soit la réaction qu'il puisse y provoquer, mais est porté directement dans le courant sanguin, qu'adviendra-t-il ? Il est certain qu'alors, un chancre ne pourra avoir lieu, et c'est évidemment l'explication qu'il faudra proposer pour les cas de syphilis d'emblée tels que ceux de M. Jullien. Que l'on veuille bien se rappeler son observation et l'importance n'échappera à personne des conclusions qu'il tire de ces faits, la seconde plus importante que la première au point de vue de notre sujet. Les voici :

« 1° Le sang d'un sujet syphilitique est contagieux, ainsi que nous l'ont appris les expériences de Pellizardi, mais nous ne savons pas exactement à quelle époque sa virulence est constituée; l'observation présente nous la montre établie avant l'éclosion des accidents secondaires, puisque, neuf jours avant, chirurgien et assistant en subirent la fatale imprégnation. Si l'on s'en réfère aux moyennes habituelles, il est permis de supposer que le chancre primitif devait avoir à cette époque une trentaine de jours de durée.

« 2° *Dans ce double fait, l'inoculation s'est accidentellement produite dans la masse sanguine elle-même, et l'évolution de la syphilis a franchi d'emblée les étapes qui permettent habituellement à la parcelle virulente de se développer au point d'inoculation, en donnant lieu à un syphilome, et d'imprégner le système lymphatique qui est toujours le premier intéressé.* Ici la période lymphatique est supprimée, l'organisme est pris d'assaut sans pouvoir utiliser l'obstacle des barrières ganglionnaires tournées dès les premiers instants. Et, de fait, nos confrères ont cherché vainement des glandes lymphatiques dans les zones correspondantes à leur blessure. Les ganglions n'ont paru qu'au moment de l'efflorescence, en relation avec les manifestations sur les muqueuses ; de là, la précocité des accidents généraux.

Ce mode d'invasion de la syphilis, étudié jadis théoriquement par le prof. Oltramare (de Genève) et dénoncé au point de vue clinique, en 1894, par Verchère (de Paris), qui ne le fit pas accepter sans de grandes contestations, n'a jamais, à ma connaissance, reçu de démonstration plus éclatante ».

Voilà donc une nouvelle voie suivie par le virus, la voie sanguine. L'observation clinique nous montre qu'habituellement il progresse par la voie lymphatique ; car non seulement les ganglions voisins du chancre s'engorgent, mais on observe des changements appréciables, hypertrophie et induration pathognomoniques, dans les vaisseaux lymphatiques qui le mettent en communication avec l'adénopathie. La présence d'adénites de plus en plus éloignées, à mesure que progresse le virus, indique bien aussi la nature de la voie suivie.

Quelques auteurs, néanmoins, prétendent que l'invasion se fait par les deux voies, sanguine et lymphatique, ou même exclusivement par la voie sanguine, alors même qu'on observe les phénomènes normaux de réaction locale, chancre et adénite correspondante. M. Audry, par exemple, trouve que le caractère essentiel de la lésion chancreuse c'est l'altération des vaisseaux sanguins, et cette constatation prouve tout au moins que le virus envahit, dès le début, le milieu où nous savons qu'il cultive le mieux et fait même le plus de ravages, le système sanguin.

Cette hypothèse d'invasion du virus directement par la voie sanguine a été généralement acceptée et une nouvelle discussion engagée à ce sujet à la Société de Chirurgie provoqua des explications nouvelles de M. Jullien et une interprétation semblable de M. Buret, qui s'exprime ainsi (Séance du 13 mars 1901) :

« Dans les piqûres superficielles, le virus ou le sang contaminé, selon le cas, est déposé sous l'épiderme, où il s'inocule lentement, car la plaie saigne peu ou pas du tout. Tout se passe comme dans la vaccine ou la contagion génitale : absorption par les lymphatiques. Tandis que dans les deux cas rapportés par notre confrère, l'aiguille a fait une échappée, est entrée dans les tissus comme un poinçon, et à une profondeur suffisante pour se trouver en contact immédiat avec des vaisseaux sanguins d'un certain calibre. Les deux plaies ont saigné abondamment : cette circonstance a été suffisante pour laver les bords de cette plaie et empêcher l'inoculation proprement dite. Mais qui nous prouve que l'aiguille, dans les deux cas, n'a pas tranché, outre les capillaires de petites veinules, vaisseaux très capables d'absorber directement quelques-uns des globules sanguins de l'opérée ? Cette femme était manifestement syphilitique, puisque la roséole a éclaté chez elle huit jours plus tard. Ces globules devaient certainement contenir un ou plusieurs de ces microbes de la syphilis, qu'on viendra peut-être bien un jour vous montrer dans cette enceinte. Il se sera passé là un phénomène analogue à celui de l'infection de l'enfant par la mère, et réciproquement, par simple échange de globules sanguins, puisque la circulation est commune. Or, vous admettez très bien, dans ces cas, l'absence de chancre initial. »

Mais que penser dans le cas d'invasion sanguine directe du rôle de l'adénite et du système lymphatique en général, où quelques auteurs ont vu les ganglions placés sur le passage du virus comme autant d'obstacles ? Faut-il maintenir cette ancienne notion qu'il y a une corrélation entre les syphilis malignes et les adénites minimes, entre les syphilis légères et les adénites intenses, ou bien dire avec Du Castel « que dans les syphilis malignes on rencontre tantôt des adénopathies intenses et multiples, tantôt l'absence d'adénopathie » ?

. . . .

Nous entrons ici dans une question nouvelle, celle du pronostic des syphilis d'emblée par voie sanguine : nous

ne pensons pas avec M. Jullien que la suppression du
rôle des lymphatiques soit à ce point de vue indifférente.
Cette suppression est la raison pour laquelle, dit M. Jullien, à propos de son cas, « l'incubation a été courte, de 30
jours au lieu de 67 en moyenne, ou plutôt une des deux
incubations a été supprimée, puisque dans les cas ordinaires nous devons attendre : 1° celle du chancre cutané
ou muqueux, 25 jours en moyenne ; 2° celle des accidents
secondaires, 42 jours dans la grande majorité des cas.

Les barrières lymphatiques ont été tournées, la contamination générale a été prompte et sévère...

D'autre part, nous savons que la brièveté de l'incubation est d'un mauvais pronostic en pathologie spéciale ;
la plupart des syphilis graves brûlent les étapes, et l'on
voit les éruptions envahir le tégument deux ou trois
semaines après l'apparition du chancre, quand nous
sommes habitués à en attendre six pour les infections de
gravité moyenne. Il est probable qu'en pareil cas, c'est
encore le système ganglionnaire qui est en défaut et qui
fonctionne mal. Voilà pourquoi la syphilis acquise est
bénigne chez les enfants dont l'appareil lymphatique est
fort développé, si grave au contraire chez certains vieillards
où il semble comme atrophié et revenu à l'état rudi-
mentaire. »

Un facteur de gravité pourra provenir aussi de l'igno-
rance même où l'on sera de la maladie, par suite de
l'absence même de l'accident qui la révèle le premier.
M. le docteur Dunal a bien démontré dans sa thèse
(Montpellier, 1901), que les syphilis ignorées étaient
généralement malignes parce qu'elles étaient naturel-
lement laissées sans traitement. On verra dans les chapitres suivants combien fut grave la syphilis de femmes
observées par M. Verchère, et celle d'autres femmes qui

furent l'objet d'expériences de la part de Neisser. On a vu que dans un des deux cas inédits que nous rapportons, la femme contaminée eut une syphilis à ecthymas précoces et rebelles. Mais, à un point de vue plus général, Diday avait déjà signalé cette gravité de la syphilis sanguine en quelques mots par lesquels nous terminerons cet exposé :

« D'où provenait, dit-il, la bénignité relative si remarquable de la variole inoculée ? de quelles conditions dépendait pour les inoculés cet abaissement du chiffre de la mortalité que des calculs authentiques expriment par un sur trois cents (celle de la variole spontanée étant à la même époque de un sur quatorze) ?

Si l'on veut avoir la clef de ce problème,— et il vaut la peine de la chercher, car cette clef ouvre plusieurs portes, — il faut considérer en quoi cette variole différait de l'autre ?

Elle en différait sous deux rapports, disons mieux, par deux faits corrélatifs :

1° Le fait de l'introduction du virus en un point de la peau.

2° L'existence au lieu inoculé d'un travail de réaction, travail bien distinct de l'éruption variolique proprement dite, en ce qu'il précédait celle-ci de dix jours et en ce qu'il restait borné à la partie inoculée...

Dans la contagion ordinaire, le virus varioleux introduit par la muqueuse pulmonaire ou par la peau saine, pénètre l'organisme sans avoir donné lieu à aucun travail local : il tuait une fois sur quatorze. Dans l'inoculation, il ne pénétrait qu'après avoir subi une élaboration primitive : il ne tuait plus qu'une fois sur trois cents.

Un coup d'œil jeté sur l'ensemble des maladies virulentes montre dans toutes le même résultat suivant la même

cause. Non que je veuille cependant nier l'influence supérieure qui tient à la matière particulière de chaque virus,
mais enfin partout où l'on voit des traces de cette élaboration locale, la maladie est faible (vaccine, variole inoculée
comparée à la variole, pustule maligne comparée au
charbon).

Partout où elle est impossible à cause du mode d'introduction du virus, la maladie est plus grave (peste, rou-
geole, scarlatine, variole naturelle).

Et même il est remarquable que la plus terrible des
maladies virulentes, la rage, se distingue par cette circonstance que le principe morbide, bien qu'inoculé, ne
donne lieu sur place à aucune réaction primitive appréciable. Il en a été de même dans quelques cas de morve
inoculée.

Eh bien ! en étudiant la syphilis comme nous l'avons
fait nous découvrons la stricte conformité à cette loi. En
effet, la syphilis vulgaire, clinique, acquise, n'est point
une maladie grave, tout le monde en convient. Aussi est il
peu d'affections virulentes dans lesquelles le travail local
primitif soit plus constant, plus nettement accusé, plus
franchement circonscrit, et précède de plus longtemps
l'invasion de symptômes généraux. Mais, d'autre part,
quand la syphilis a pénétré par une autre voie et qu'elle
ne détermine aucun travail local, on peut, on doit s'attendre à une gravité supérieure, c'est ce qui explique celle de
la syphilis transmise au fœtus soit par le sang de la mère,
soit par l'ovule ou le sperme de parents infectés. »

Il nous reste maintenant à étudier rapidement cette
syphilis héréditaire en même temps que la syphilis conceptionnelle, avant d'en arriver aux données fournies par
l'expérimentation entre les mains de Neisser.

LA
SYPHILIS HÉRÉDITAIRE ET CONCEPTIONNELLE
ET LA SYPHILIS D'EMBLÉE

Outre la syphilis acquise, contractée après la naissance, il y a la syphilis qui naît pendant la vie intra-utérine. Celle-là certainement n'a pas besoin de l'accident primitif, on n'a jamais trouvé de chancre sur les enfants atteints de syphilis héréditaire.

En outre, il n'est pas douteux qu'une femme saine avant la conception, mais qui porte dans son sein un enfant syphilitique, est intoxiquée par l'échange continuel de sang qui se fait entre elle et lui. En pareil cas la syphilis se passe de son exorde obligé, le chancre ; elle envahit d'emblée l'organisme.

Ainsi les syphilis qui ont pour berceau la cavité utérine et pour mode de contagion l'incessante infusion d'un organisme dans un autre du sang souillé par le virus syphilitique, ces syphilis-là ne procèdent pas du chancre.

Telles sont deux notions bien connues, mais inégalement admises comme absolument vraies.

La seconde, relative aux syphilis conceptionnelles, est contestée par quelques auteurs et elle donne lieu, au point de vue que nous traitons, à des considérations intéressantes que nous exposerons en dernier lieu.

Quant à la première, si les auteurs l'admettent à l'unanimité, s'ils reconnaissent que dans le cas où la mère seule est syphilique, c'est à travers le placenta et par son intermédiaire que se réalise l'infection, les avis diffèrent sur la question de savoir comment et qu'est-ce qui passe à travers ce placenta. Disons rapidement que, pour les uns, le placenta constitue un filtre de la plus grande perfection tant qu'il est sain, et ne permet pas à cet état-là le passage de micro-organismes, mais ce filtre peut devenir perméable sous l'action nocive de maladies diverses, ou de microbes pathogènes déposés à son intérieur.

Pour les autres, le placenta est-il et reste-t-il imperméable, alors les produits des échanges organiques de la mère syphilitique intoxiquent le fœtus (Von Düring).

En ce qui concerne la première doctrine, les recherches de Strauss et de Chamberland ont établi que la bactéridie charbonneuse filtrait à travers le placenta et allait par conséquent de la mère au fœtus ; mêmes résultats ont été obtenus pour le pneumocoque, pour le bacille de la fièvre typhoïde (Chantemesse et Vidal). Il est naturel de penser que le principe virulent, le microbe présumé de la syphilis passe, lui aussi.

En ce qui concerne la seconde doctrine, le passage, non plus des bactéries, mais des toxines seules à travers un placenta sain, n'a rien qui puisse nous étonner, puisque, d'après M. Jullien, « on a pu retrouver dans le sang de leurs petits l'indigo et le cinabre injectés dans le système circulatoire des chiennes ». M. Legrand, interne de M. le professeur Budin, aurait retrouvé, d'après Lécullier, du plomb dans le rein d'un nouveau-né dont la mère était atteinte de saturnisme.

Un dernier mode de contagion que nous ne mentionnons que comme hypothèse possible, peut-il être réalisé au moment de l'accouchement, au moment du décollement du placenta, l'enfant recevant alors par le cordon ombilical une certaine quantité de sang maternel ? La démonstration de ce fait, signalé encore par Von Düring, ne peut être que difficilement rendue évidente.

Quoi qu'il en soit, que dans ce dernier cas le nouveau-né reçoive une inoculation de sang contagieux, ou qu'il y ait à travers le placenta infection par le virus ou le microbe pathogène spécifique, ou intoxication par des substances solubles, il n'en est pas moins vrai que, dans un cas type de syphilis sans accident initial, la syphilis héréditaire, infection ou intoxication, se produisent par la voie sanguine.

Passons à la question plus controversée des syphilis conceptionnelles, dont l'étude nous fournira peut-être une notion nouvelle sur les syphilis d'emblée.

Dans le cas où la mère est saine, le fœtus né de père syphilitique la contagionne. Mais, ne peut-on pas objecter que si le sperme n'est pas contagieux pour l'épiderme sous lequel il est inoculé, il n'est pas de raisons pour qu'il le soit pour l'ovule. A cet argument M. le professeur Fournier a répondu « qu'à l'ovule il donne la vie par un phénomène d'ordre aussi spécial que mystérieux ; à l'ovule il transmet encore, en même temps que la vie, des aptitudes physiologiques et pathologiques, des caractères d'espèce, de race, d'individu qui se traduiront plus tard par des ressemblances physiques, morales et même morbides... Fécondation et inoculation sont choses qui ne se ressemblent en rien, qui ne sauraient être mises en parallèle. » Von Düring se fondant sur ce que, dans la pébrine du ver à soie, les microbes de cette maladie envahissent les ovules et les cellules spermatiques, dit que nous devons admettre que le parasite (de la syphilis) est contenu

4

comme tel ou sous une forme de repos dans la cellule spermatique et dans l'ovule...»

Si l'on objecte encore que cette prétendue syphilis de la mère par conception n'a sa raison d'être que dans un chancre méconnu ou chancre intra-utérin, ou chancre utéro-placentaire, il est facile de répondre que s'il en était ainsi, si un chancre marquait le début de la maladie, si celle-ci avait son mode ordinaire de contagion, pourquoi n'aurait-elle pas son évolution ordinaire, absolument semblable à celle de la syphilis acquise? Or, la syphilis conceptionnelle, si elle a dans quelques cas cette évolution normale, en diffère dans la généralité des cas par une infection atténuée qui crée l'immunisation (loi de Colles), ou la manifestation fréquente d'emblée d'accidents tertiaires. La vérité c'est qu'ici, comme pour la syphilis héréditaire, le placenta permet le passage des agents pathogènes, et il se produit une contamination purement sanguine, d'où il résulte une syphilis sans chancre.

Si nous avons tenu à établir la réalité et l'existence incontestable des syphilis conceptionnelles, c'est qu'elles ouvrent le champ, au point de vue des syphilis d'emblée, à de nombreuses hypothèses, dont quelques-unes ont été déjà signalées depuis longtemps. « Si, en effet, dit M. Lécullier, une femme enceinte d'un syphilitique fait une fausse couche de trois ou quatre mois, elle pourra être infectée par la conception ; la connaissance de la grossesse, puis l'avortement donneront la raison de cette syphilis sans accident initial ; mais Diday a montré que des signes de syphilis secondaire peuvent exister vingt jours et même trente et un jours après la conception. Or, si la femme avorte avant que l'on ait pu soupçonner la grossesse, ce sera une syphilis conceptionnelle, mais qui passera pour une infection à accident initial méconnu.

« Une femme, dit M. le professeur Fournier, peut être infectée aussi bien avec une grossesse qui n'aura duré qu'un mois, quinze jours même, qu'avec une grossesse qui sera allée à terme. Or, je vous le demande, une grossesse de un mois ou de quinze jours est-elle d'un diagnostic facile ou même possible ?...

L'avortement, je suppose, venant à se produire à six semaines, l'infection de la mère se trouve accomplie déjà! Si bien même, assure-t-on, qu'elle peut s'accomplir plus tôt encore ! En sorte, comme l'a si justement fait remarquer M. Diday, qu'à la rigueur « pas même ne serait besoin d'un *retard*, d'une suppression de règles. Car, d'une époque à une autre, il y a le temps voulu pour que se soit faite la transmission du virus. Et alors, si une cause quelconque vient à déterminer l'expulsion de l'ovule avant le retour de l'époque ou à l'époque même, tout aura passé inaperçu, et une pauvre femme se trouvera vérolée, sans se rappeler autre chose qu'une époque qui s'accompagna d'un peu plus de coliques et peut-être de quelques caillots en plus que dans ses époques ordinaires » (Diday, *le Péril vénérien*.

Or, si pour contaminer la mère, il suffit que la conception se soit faite, on peut se demander quand elle commence et si l'on n'arrive pas ainsi à cette extrême conclusion: le sperme n'est pas virulent pour la mère, mais il suffit qu'il féconde un ovule, ovule qui pour une raison quelconque ne survivra pas, pour que, *ipso facto*, la mère soit infectée, et cela sans qu'un chancre se soit produit.

Des observations comme celles relatées par M. Verchère au Congrès de Rome, peuvent sembler justifiables de l'explication ci-dessus. Nous allons rapporter des trois qu'il a communiquées les deux plus importantes, laissant à chacun le soin de les apprécier à leur juste valeur.

I. — « M. X..., père de famille, âgé de 39 ans, vint me trouver en 1892, le 15 janvier, pour une petite lésion du dos de la verge qu'un confrère avait regardée comme un kyste sébacé. Je reconnus de suite qu'il s'agissait d'un petit chancre induré. Le malade, très franc et que je connaissais depuis de longues années, m'avoua sans réticence que dans la nuit de Noël, c'est-à-dire 15 jours à peu près avant l'apparition de son chancre, il avait eu des rapports avec une fille rencontrée par hasard, et que c'était du reste la seule fois qu'il ait eu des relations extra-conjugales; la durée de l'incubation, l'induration du chancre, la présence de l'adénite, tout concordait pour affirmer le diagnostic.

» Le malade, désespéré de son accident et surtout effrayé pour la santé de sa femme avec laquelle il n'avait cessé de se trouver en contact, sans cependant avoir de rapports avec elle, s'en remit complètement à mes conseils. Je lui donnais le traitement spécifique dès ce moment et lui interdis tous rapports avec sa femme. Pour plus de sûreté, je lui demandai à voir sa femme afin de constater qu'il n'y avait encore aucune lésion. Mme X... y consentit, et sous prétexte de métrite imaginaire je pus tous les six ou huit jours examiner la vulve, le vagin, l'utérus de cette dame. Je ne constatais absolument aucune lésion. A aucun moment je ne pus découvrir la moindre érosion et j'affirme avoir une certaine habitude de cet examen et l'avoir toujours fait très minutieusement.

» X... vit son chancre se cicatriser au bout de six semaines ; vers le 10 février, il ne restait plus trace de son accident que la pléiade inguinale caractéristique. Il me demanda la permission d'avoir des rapports avec sa femme qui, ignorante de l'affection de son mari, trouvait étrange cette continence prolongée.

Le 28 février, le mari insiste pour obtenir cette permission, craignant de voir se troubler la paix de son ménage ou tout au moins survenir les soupçons qu'il redoute.

Je l'examine avec grand soin et ne constate aucune lésion, ni du côté du gland ni du côté de la verge ; aucun accident du côté de la peau ou du côté des muqueuses. Ne trouvant aucune lésion pouvant contaminer sa femme, je l'autorisais à avoir un rapport le soir de mon examen, ce qui fut fait.

Je continue ainsi pendant 3 mois à examiner madame X... tous les cinq ou six jours, pendant que X... venait, chaque fois qu'il devait avoir des rapports avec sa femme, me soumettre sa verge et me demander s'il n'était pas contagieux. A aucun moment, je ne lui ai trouvé de lésion de la verge qui ait pu se transmettre à sa femme, et cependant au mois de mai, Mme X... me présenta, à ma grande surprise, une superbe roséole qu's'accompagna rapidement de plaques muqueuses au niveau de l'anus, de chute de cheveux et de syphilides buccales. Cette syphilis évolue assez grave pendant un an, et je pus soigner cette dame pendant toute la durée de son affection. Elle a, depuis, présenté une hémiplégie d'origine syphilitique.

Je peux affirmer deux choses d'une importance capitale : *jamais le mari n'eut de rapports avec sa femme, étant atteint de lésion capable, d'après les auteurs, d'être transmise directement.*

J'examinai Mme X... très régulièrement pendant trois mois, c'est-à-dire pendant toute la période qui s'est étendue du moment où son mari était syphilisé jusqu'au jour où elle-même a été atteinte de manifestations dites secondaires. A aucune période il ne m'a été donné de constater l'existence d'une lésion, d'une érosion qui ait pu me donner le change. La première manifestation a été une roséole ; il ne m'est donc pas possible de penser qu'un chancre érosif ait pu passer pour une plaque muqueuse. A aucun moment il n'y eut de retard de règles qui ait pu faire songer à un début de grossesse ; jamais il n'y eut d'hémorragie utérine. »

II. — X..., médecin, se marie ; je l'examine et il m'accuse avoir eu six mois auparavant une syphilis tout à fait bénigne mais indéniable, ayant été caractérisée par un chancre induré tout petit et quelques plaques de psoriasis palmaire. Il s'est soigné dès le début et n'a plus rien eu.

Sa femme, deux mois après le mariage, malgré l'absence constante de lésion chez le mari, présente sur les jambes des ecthymas caractéristisques. Elle n'a jamais eu d'autres lésions. Un an après, elle accouche d'un enfant bien portant, mais qui présentait des dents syphilitiques. » (1)

Tel est l'appoint que M. Verchère apporte aux preuves de l'existence de syphilis d'emblée. On remarquera, si on adopte ses observations comme telles, quelque interprétation qu'on veuille bien leur donner, que dans les deux cas l'évolution de la maladie a été grave, se traduisant dans l'un par une hémiplégie syphilitique, dans l'autre par des ecthymas précoces. Ces données concordent avec celles que nous allons exposer maintenant comme résultat des expériences de Neisser sur des jeunes filles indemnes de syphilis.

_____

(1) Verchère. — Communication au Congrès de Rome 1894, publiée dans la thèse de M. Lecullier.

LA
SYPHILIS D'EMBLÉE ET L'EXPÉRIMENTATION

La syphilis expérimentale ou inoculée a occupé une grande place dans la pathogénie syphilitique, surtout vers la moitié du siècle dernier, et elle a donné à cette époque, des résultats importants qui semblent bien condamner au premier abord la théorie de la syphilis d'emblée. Tous les faits d'inoculation syphilitique vraie ont été réunis par Rollet dans un des chapitres de son traité et que l'on ait expérimenté, comme dans 11 cas, avec du pus du chancre spécifique, ou dans 7 cas, avec du sang syphilitique, ou dans d'autres, avec le liquide sécrété par des plaques muqueuses, ou encore avec la matière purulente fournie par des syphilides pustuleuses, tous ont donné des résultats précis et positifs. La première lésion que l'on ait constatée sur le lieu d'inoculation a toujours été la même ou à peu près, c'est-à-dire une rougeur circonscrite, une légère saillie, une petite papule, puis un tubercule, une nodosité. Tel est le néoplasme à l'état naissant. Puis le tubercule grossit, devient d'un rouge brun, d'un rouge cuivreux et se couvre de squames sèches, ou bien l'élevure s'excorie et sécrète une humeur séro-sanguinolente; dès lors, le chancre est constitué.

Il est des cas, cependant, où la lésion chancreuse initiale, ne s'est traduite que par une papule sèche imperceptible et cela est arrivé à Gibert dans un fait. Le plus souvent, du reste, l'effet immédiat appartient à l'ordre des réactions locales les plus insignifiantes et les plus simples, sans aucun phénomène qui puisse faire pressentir la spécificité des accidents ultérieurs. S'il y a presque toujours à la surface un tubercule ou une ulcération, ils restent constamment superficiels et ne font qu'effleurer les tissus.

« Il y a des cas même, dit Mauriac, où l'érosion paraît avoir fait défaut. Il ne faudrait pas s'en étonner outre mesure. On trouve pour ces cas exceptionnels des analogues dans la syphilis naturelle. Babington les a décrits. » Nous n'avons pu, à regret, et malgré le désir que l'on comprend, retrouver ces cas décrits par Babington. Quoi qu'il en soit, nous voulons bien conclure que l'accident d'inoculation a été dans presque tous les cas pourvu d'éléments constitutifs du chancre : le tubercule ou l'induration, l'élément érosif ou ulcéreux, à part quelques faits rares et sur lesquels nous ne tablons pas, ne les connaissant pas suffisamment.

Ce qui importe davantage, à notre avis, c'est moins le résultat obtenu par le procédé d'inoculation employé que ce procédé lui-même, dont on a peut-être fait trop bon marché. « En pareille matière, a dit Rollet, le mode n'est rien et la méthode est tout. Application de la substance contagieuse sur la peau dénudée, au moyen d'un vésicatoire ou par le frottement, insertion du virus sous l'épiderme avec une lancette, c'est tout un, et le résultat est le même quand il se produit. » Mais la substance contagieuse ne peut-elle être inoculée que sous l'épiderme et dans le cas où elle le serait plus profondément, dans l'intimité même des tissus ou dans la voie sanguine, par exemple, serait-ce dans ces conditions nouvelles « tout un » et le résultat obtenu serait-il le même ?

Après les expériences que nous avons citées, on pouvait considérer la question comme close, car on ne croyait pas qu'aujourd'hui personne ait la pensée de recommencer des travaux aussi dangereux pour des individus sains et que semble réprouver la morale la plus élémentaire, à moins que ce ne fussent des médecins assez courageux pour se prendre eux-mêmes comme sujets de ces terribles inoculations. Cependant, les scrupules n'ont pas été aussi forts dans l'esprit de tous. Déjà un médecin français a relaté en 1895 l'observation d'un jeune homme auquel, trois jours après un coït avec une syphilitique, il avait pratiqué une injection de sérum de syphilitique, laquelle fut pratiquée tous les jours, sauf un, pendant neuf jours. Il eut l'heureuse chance de ne pas communiquer la syphilis à son malade. A ce point de vue spécial, la chose eût-elle été si criminelle, si le médecin avait obtenu auparavant l'autorisation écrite du patient, consentant à des expériences sur lui-même moyennant une récompense quelconque ou par simple dévouement, et confiant en la parole du praticien qui peut déclarer aujourd'hui la syphilis habituellement dénuée de gravité ?

Quoi qu'il en soit de ce point particulier, la sérothérapie de la syphilis a provoqué, depuis que la science des virus a progressé, après les recherches de Chauveau, de nombreux travaux, les uns purement théoriques, les autres expérimentaux.

Au nombre des premiers, il faut citer ceux d'Oltramare (de Genève) qui étudie la question de l'atténuation du virus syphilitique, et expose une nouvelle théorie visant une contagion par voie anormale, voie sanguine, anormale du moins pour la syphilis acquise :

« Mon éminent maître, le professeur Chauveau, résumant dans un remarquable discours sur les ferments et virus ce qui a trait à ce point de la question, nous montre de quelle façon on a pu modifier l'action des virus en les injectant directement dans le sang:

« Ce mode d'introduction des agents virulents, dit-il, exerce aussi une grande influence sur leur activité. Parmi les exemples qui peuvent en être donnés, les plus beaux sont ceux qui permettent de comparer les effets des injections intra-vasculaires avec ceux des inoculations dans l'épiderme ou dans le tissu conjonctif. L'atténuation des premiers est, dans certains cas, très prononcée. C'est avec le virus vaccin que j'ai fait la première observation de ce genre. Chez les animaux de l'espèce bovine, la simple piqûre d'une pointe de lancette trempée dans l'humeur vaccinale suffit à communiquer la vaccine avec son accident local, les phénomènes généraux qui l'accompagnent et enfin l'immunité consécutive. Injectées dans une veine, une ou plusieurs gouttes de la même humeur vaccinale restent absolument inactives, à moins qu'il n'y ait eu inoculation accidentelle du tissu conjonctif péri-vasculaire ; dans ce cas survient une tumeur locale dont le travail évolutif crée l'immunité tout aussi bien que le développement du bouton vaccinal. »

Le même principe, appliqué par MM. Arloing et Cornevin à l'étude du charbon symptomatique, démontre que l'introduction directe du virus dans le sang n'engendre pas la maladie et confère l'immunité, tandis que la maladie est mortelle si les bactéridies sont déposées dans le tissu conjonctif.

Une récente communication de M. Galtier, concernant la rage, tendrait encore à généraliser ce principe.

N'y a-t-il pas lieu, en présence de ces faits bien et

dûment constatés, de se demander si l'immunité de la femme qui a mis au monde un enfant syphilitique, sans toutefois présenter jamais aucun accident, n'a pas les plus étroites ressemblances avec l'immunité que M. Chauveau confère à l'espèce bovine par l'injection intra-veineuse du vaccin, MM. Arloing et Cornevin par l'intro-duction directe dans le torrent circulatoire du sang charbonneux?

Dans cette hypothèse, l'enfant, jouant le rôle de vac-cinateur, déverserait directement dans les vaisseaux de sa mère le sang syphilitique que lui a légué son père, pro-curant à celle ci la mystérieuse immunité que Colles le premier a légiférée, et nous montrant le chemin à suivre pour résoudre cette question importante de la vaccination syphilitique.

Analogue à un certain nombre de poisons morbigènes, le virus syphilitique semble surtout se développer dans la lymphe et n'amener l'infection que par sa dissémination dans ce milieu, tandis que, introduit directement dans le milieu sanguin, il conférerait l'immunité sans amener les accidents secondaires. Nous croyons donc à la possibilité de préserver un individu des atteintes de cette grave ma-ladie en introduisant directement dans un vaisseau, soit du sang d'un syphilitique en pleine éruption secondaire, soit les produits contagieux d'une lésion primitive ou secondaire. » (*Lyon médical*, 1881).

Ainsi, Oltramare signale la possibilité pour le virus sy-philitique de pénétrer directement dans le système sanguin et cela chez l'adulte.

Mais les faits sont-ils venus à l'appui de cette hypothèse, ont-ils confirmé sa possibilité? Et dans le cas de ce mode d'invasion, qu'adviendra-t-il ? Se produira-t-il à l'endroit inoculé un chancre? Nous ne reviendrons pas sur le cas de

Julien mais à un point de vue nullement théorique cette fois, un éminent auteur allemand, Neisser, se livre en 1898, en vue de la prophylaxie possible de la syphilis par la sérothérapie préventive, à des expériences qu'il n'est pas possible de passer sous silence.

Il s'est demandé si le sérum de syphilitiques est inoffensif pour les individus sains. Il n'ignorait pas que dans certaines circonstances le sang peut exercer une action infectieuse, mais il s'est dit qu'on pouvait admettre, non seulement par analogie avec d'autres infections microbiennes, mais aussi d'après les recherches sur l'homme, que le sérum ne contenant pas d'éléments cellulaires est dépourvu de tout pouvoir infectant (1). Partant du fait, prouvé par l'expérience, qu'un liquide vaccinal pur et exempt d'éléments cellulaires n'a jamais été le point de départ d'une infection syphilitique, alors même qu'il provenait de pustules syphilitiques, il s'est servi de sérum de syphilitiques conservé pendant plusieurs jours et même des semaines entières, et resté stérile.

Avec du sérum offrant ces conditions, il a inoculé huit jeunes filles indemnes de syphilis, cinq par la voie sous-cutanée, trois *par injection intra-veineuse*. Une fille de la première série est devenue syphilitique : trois ans environ après l'inoculation elle est entrée à l'hôpital pour une syphilis cérébrale, sans qu'on eût jusque-là noté le moindre accident spécifique. Les trois dernières, c'est-à-dire celles qui ont reçu le sérum par injection intra-veineuse, ont toutes présenté ultérieurement des symptômes syphilitiques : l'une au bout de cinq mois et demi, la seconde

_____

(1) Voir à ce sujet la *Semaine médicale* de 1899, page 83, et le tome XLIV de l'Archiv für Dermatologie und syphilis, dans le Livre jubilaire dédié au professeur F. V. Pick.

un an après, enfin la troisième un mois seulement après. L'injection de sérum fut faite pour cette dernière d'abord le 6 mai, puis le 10, et la roséole apparut le 3 juin. Or, dans ce dernier cas et dans les autres, le stade primitif de l'infection, le chancre, a manqué.

Il est vrai que Neisser, vertement pris à partie, sans nier d'une façon absolue la possibilité d'une infection déterminée par les injections de sérum de syphilitiques, a prétendu, pour sa défense, que ces injections n'ont pas été la cause de la syphilis, parce que dans tous les cas positifs, et il y en a eu quatre, il s'est agi de prostituées qui pouvaient être infectées avant l'expérience ou qui ont pu l'être peu après par les rapports sexuels. Soit, mais cette hypothèse est justement en contradiction pour une part avec les constatations faites par Neisser lui-même avant l'expérience, puisqu'il a été d'abord reconnu par lui que ces prostituées étaient indemnes de syphilis, et, d'autre part, il est inadmissible que ces quatre prostituées soient toutes devenues syphilitiques par des rapports sexuels sans avoir présenté le symptôme habituel de l'infection, le chancre, et en particulier comme le fait s'est passé dans un cas, on n'aurait pas vu la roséole apparaître rapidement, le vingt-huitième jour après l'inoculation. Dans un autre cas où l'inoculée, d'après Neisser lui-même, a presque toujours été surveillée, on n'aurait pas vu, trois ans après l'injection, survenir une syphilis cérébrale, sans qu'on ait aperçu jusque là d'autres symptômes spécifiques.

Pour toutes ces raisons, il nous semble démontré que les injections de sérum ont été bien positivement la cause des syphilis survenues quelque temps après. Or, du résultat de ces expériences nous pouvons tirer des conclusions qui nous paraissent corroborer parfaitement celles qui découlent de la double observation de Jullien.

En premier lieu, ces syphilis se sont manifestées sans qu'il ait apparu au lieu d'inoculation quoi que ce soit qui ait ressemblé à un chancre.

En second lieu, dans un des cas tout au moins, la roséole est survenue le vingt-huitième jour après l'injection intra-veineuse, tout comme dans les deux cas rapportés par M. Jullien elle survint environ le 30° jour. Donc dans les deux exemples, clinique et expérimental, même mode d'inoculation dans le courant sanguin, même invasion sanguine directe, suppression du stade primitif, le chancre, suppression du rôle des lymphatiques, brièveté de l'incubation comme dans les syphilis graves, et, comme conséquence, apparition précoce de la roséole le 30° et le 28° jour après l'inoculation.

Enfin, dans un cas de Neisser, il est survenu une syphilis cérébrale, comme dans d'autres cas nous avons vu se manifester rapidement une évolution maligne.

. . . .

L'expérimentation sur les animaux pourrait, au point de vue que nous traitons, donner des résultats, mais il faudrait pour cela que la syphilis leur fût inoculable. Malheureusement, les tentatives qu'on a faites jusqu'à présent pour y arriver sont restées infructueuses. Cette maladie constitutionnelle n'a pu leur être transmise. Quelques-unes de celles qui leur sont propres comme la dourine du cheval, les ulcères vénériens et les écoulements urétraux du chien n'ont que des analogies vagues et éloignées avec la syphilis.

Faut-il tenir pour fondées et définitivement acquises à la science les expériences de Klebs faites avec des liquides ou des solides dans lesquels il aurait concentré, sinon le parasite, du moins le virus de la syphilis? Des portions de chancre infectant qui venaient d'être excisées furent inoculées à des singes parfaitement bien portants. Résultat : Cicatrisation parfaite de la plaie, mais tuméfaction des ganglions voisins. Au bout de cinq semaines, fièvre et apparition sur la face, la tête et le cou d'une série de papules ulcérées en rouge brun, vésicules squameuses à leur sommet ; or, il est à remarquer qu'aucun des animaux inoculés n'a présenté aucune lésion spéciale ressemblant à un chancre.

Peut-être faudrait-il chercher chez les animaux inoculés des signes autres que des signes cutanés de la syphilis, par exemple des lésions globulaires ou vasculaires, des manifestations de l'infection sanguine. Disse (1), de Paris, aurait isolé de petits cocci qui, inoculés aux animaux, leur donneraient une maladie caractérisée anatomo-pathologiquement par des inflammations chroniques des viscères et de multiples altérations artérielles, malgré l'absence de signes cutanés, tels que nous les voyons chez l'homme. La maladie ainsi produite serait d'après lui la syphilis.

En outre, il paraîtrait que les petits des femelles auxquelles on inoculerait du virus syphilitique naîtraient ou morts, ou chétifs, ou manifestement tarés ! Et puisque l'inoculation sanguine chez l'homme paraît plus active que l'inoculation épidermique, pourquoi ne la pratiquerait-on pas chez les animaux ?

Il y a là un nouveau champ d'expériences variées ouvert à ceux que tenteraient des recherches de ce genre !

_____

(1) Thèse de Lécullier, 1901.

CONCLUSIONS

1° A la période de confusion entre les diverses maladies vénériennes correspond une première période dans l'histoire des syphilis d'emblée : elles sont généralement admises.

A partir de 1850 environ, date à laquelle la syphilis est nettement isolée des autres infections vénériennes, il est de règle qu'un accident primitif, le chancre, précède toujours les accidents secondaires.

Depuis 1894, date du congrès de Rome où M. Verchère appelle l'attention sur elles, les syphilis d'emblée sont admises par les uns, toujours rejetées par les autres.

2° La plupart des syphilis dites d'emblée s'expliquent par les raisons qui font méconnaître le chancre (chancre ultra-nain, ou caché sous des replis de muqueuse où il est ou imperceptible ou inhabituellement et très difficilement exploré).

3° Il est des cas indéniables où le virus syphilitique, porté directement dans la voie sanguine, donne naissance à des syphilis sans accident initial (cas de Jullien). La possibilité de ce processus est prouvée par :

a) La syphilis héréditaire et la syphilis conceptionnelle.

b) L'expérimentation (cas de syphilis sans chancre par injection intra-veineuse de sérum de syphilitique).

4° La conception des « syphilis conceptionnelles » poussée à ses extrêmes limites, avec les déductions que nous en avons tirées, pourrait rendre compte du grand nombre de syphilis sans chancre observées chez la femme.

5° L'expérimentation sur les animaux, qui pourrait apporter des éclaircissements sur la question, est difficile et reste presque tout entière à faire.

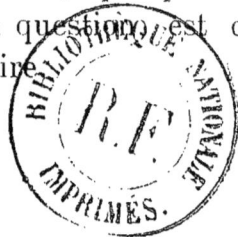

BIBLIOGRAPHIE

AUGAGNEUR. — *Bullelin de la Société de dermatologie et de sypnu-graphie*, 5 avril 1891.

BARTHÉLEMY. — Annales de dermatologie et syphiligraphie, 1897.

BAUMÈS. — Précis théorique et pratique sur les maladies véné-riennes, Lyon, 1840.

BURET. — Société de médecine (*Progrès Médical* du 30 mars 1901).

CORDIER. — Société de dermatologie et de syphiligraphie de Lyon, 1894.

CUSCO. — *Gazette des Hôpitaux*, 1862.

DIDAY. — Histoire naturelle de la syphilis.. Le péril vénérien.

DISSE. — Cité dans la thèse de M. Lécullier, Paris, 1901.

DUCASTEL. — Société de dermatologie et syphiligraphie, 1898.

FABRE. — Traité des maladies vénériennes, 1773.

FALLOPE. — De morbico gallico tractatus, 1584.

FOURNIER. — Traité de la syphilis. Thèse de Paris. Hérédité syphi-litique.

GRISOLLE. — Traité de pathologie interne, 1846.

HÉLOT. — Thèse de Paris, 1844.

JULLIEN. — Traité des maladies vénériennes. *Progrès Médical* du 30 mars 1901 (Société de médecine).

GUÉRIN. — Leçons sur les maladies des organes génitaux externes de la femme, 1864.

LÉCULLIER. — Thèse de Paris, 1901. Considérations à propos des syphilis d'emblée.

MARSHALL. — *Lancet,* 20 mai 1899, page 136. Annales de dermato-logie et de syphiligraphie, 1899, page 1018.

Martin. — Thèse de Paris, 1860.

Mauriac. — Leçons sur la syphilis.

Mathiole. — De morbico gallico opusculum, 1536.

Neisser. — Tome XXIV de l'archiv für dermatologie und syphilis, du livre jubilaire dédié au professeur Pick. *Semaine Médicale* de 1899, page 84.

Oltramare. — *Lyon Médical*, 1881.

Ricord. — Traité pratique des maladies vénériennes, 1838.

Rollet. — Traité des maladies vénériennes, 1866.

Sibut. — Thèse de Paris, 1897.

Thénaisie. — Thèse de Paris, 1846.

Thierry de Hery. — Méthode curatoire de la maladie vénérienne, 1552.

Verchère. — Communication au congrès de Rome, 1894 (Thèse de Lécullier, 1901).

Vella. — De morbico gallico opusculum, 1508.

Von Düring. — Leçons cliniques sur la syphilis, 1898.

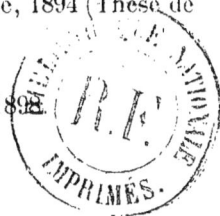

www.ingramcontent.com/pod-product-compliance
Lightning Source LLC
Chambersburg PA
CBHW070812210326
41520CB00011B/1921